Salate za zdravlje i vitalnost

Ukusni recepti za poticanje zdravog života

Marija Horvat

sadržaj

Rajčice s mentom i bosiljkom 9
borovnice s povrćem 11
Salata od kvinoje s borovnicama i glaziranim orasima 13
Salata od tjestenine s lososom 15
Salata od gljiva sa špinatom i zelenom salatom 17
Waldorfska salata s piletinom 19
Pikantna salata od rikule i krumpira 21
Pileći umak sa salatom od avokada 23
Kremasta salata od krumpira i kopra 25
Pileća salata sa sirom i listićima rukole 26
Krompir salata sa ljutim papričicama 28
Pileća salata sa kus-kusom 29
Salata od crvenog krumpira s mlaćenicom 31
Pileća salata s dinjom medljikom 33
Salata od jaja i krumpira s Dijon senfom 35
Pileća salata sa medom i orasima 37
Pileća salata s grožđem i majonezom 39
Kremasta salata od krumpira i začinskog bilja 41
Pikantna salata od piletine s grožđicama 43
krumpir salata s mentom 45
Curry pileća salata s miješanim povrćem 47
Pileća salata sa orasima 49
pileća salata sa senfom 51
Pikantna krompir salata od đumbira 53

Salata od celera i krumpira 55
Lime piletina s krumpir salatom 57
Krompir salata sa kozjim sirom 59
Pico de Gallo - autentični meksički umak 61
Preljev za salatu od maslinovog ulja i limuna 63
Salata od graha, kukuruza i avokada 64
Southwestern salata od tjestenine 65
Salata od pečene cikle 67
Hrskava salata s ramen rezancima od kupusa 69
Salata od tjestenine od špinata i rajčice 71
waldorf salata 73
Istuaeli salata 74
Kupus salata od tjestenine 75
Meksička salata od crnog graha 77
Salsa od crnog graha i kukuruza 78
Pureća taco salata 79
dugina voćna salata 80
Sunčana voćna salata 82
Salata od citrusa i crnog graha 83
Pikantna salata od krastavaca i luka 84
Vrtna salata s borovnicama i ciklom 85
Salata od cvjetače ili lažni krumpir 87
Salata od krastavaca i kopra 88
lažna krumpir salata 89
Bonniejeva salata od krumpira i krastavaca 91
Salata od špinata s crvenim bobicama 93
Cjevasta salata 94

Salata s preljevom od bosiljka i majonezom 96

Cezar salata na žaru s nožem i vilicom 98

Rimska salata od jagoda I 100

Grčka salata 102

Feta salata od jagoda 104

mesna salata 106

Salata od mandarina i badema 108

Tropska salata s vinaigretteom od ananasa 110

Kalifornijska zdjela za salatu 112

Klasična prepečena salata 114

Pikantna salata od kruške i plavog sira 116

Pikantna talijanska salata 118

Cezar salata 120

Salata od pršuta s kruškama i karameliziranim orasima 122

Salata od mandarina Romaine s preljevom od maka 124

Restoran Style House Salad 126

Salata od špinata 128

Super sedam salata od špinata 130

prekrasna salata 131

Salata od špinata i orzoa 132

Salata od jagoda, kivija i špinata 134

Salata od špinata i nara 135

Salata od špinata s preljevom od želea od paprike 136

Super jednostavna salata od špinata i crvene paprike 137

Salata od špinata, lubenice i mente 138

Ukusna salata od nara 140

Hrskava salata od jabuka i badema 141

Užitak od mandarine, gorgonzole i badema 142

Tostirana salata od romaine i naranče 143

salata koja izaziva ovisnost 144

Kelj salata sa narom, suncokretovim sjemenkama i narezanim bademima 146

Salata od nara i fete s limunom dijon vinaigrette 148

Salata od rikule, komorača i naranče 150

Salata od avokada, lubenice i špinata 151

Salata od avokada, kelja i kvinoje 152

Salata od tikvica sa posebnim dresingom 154

Salata od povrća i slanine 156

Hrskava salata od krastavaca 158

Šarena salata od povrća i sira 159

kremasta salata od krastavaca 161

Salata od slanine i brokule 163

Kukuruzni kruh i salata od povrća 165

Salata od graha i povrća 167

Salata od kukuruza i maslina 169

salata od kukuruza 171

Svježa mađarska salata 173

Savršena mješavina rajčice, krastavaca i luka 175

klasična salata od krastavaca 177

Salata od rajčica s posipom od višanja 179

salata od šparoga 181

Salata od tjestenine od crnog graška 183

Salata od špinata i cikle 185

Krompir salata s balzamičnim octom 187

Marinirana salata od paradajza 189

Slana salata od brokule 191

Kukuruzna salata s talijanskim preljevom 193

Salata od šparoga i paprike 194

salata od rajčice i bosiljka 196

šarena vrtna salata 198

Salata od gljiva 200

Salata od kvinoje, mente i paradajza 202

Recept za salatu od kiselog kupusa 204

Brza salata od krastavaca 206

Kriške rajčice s kremastim preljevom 208

Salata od cikle 209

Salata od piletine i špinata 211

Njemačka salata od krastavaca 213

Šarena salata od citrusa s jedinstvenim preljevom 215

Salata od krumpira, mrkve i cikle 217

Rajčice s mentom i bosiljkom

Sastojci

4 rajčice

2 žlice. Maslinovo ulje

2 žlice. bijeli vinski ocat

Posolite po ukusu

papar po ukusu

lišće mente

2 ljutike, narezane na ploške

metoda

Svježu rajčicu prvo narežite na kockice. Zatim ih stavite u zdjelu za miješanje salata. Dodajte malo soli, malo papra po ukusu i narezani mladi luk. Držite ih 6 minuta. Sada pokapajte malo bijelog vinskog octa i malo ekstra djevičanskog maslinovog ulja. Sada ovo prelijte svježom mentom. Ova jednostavna i ukusna salata spremna je za svaki obrok. Ovo se može poslužiti s krušnim mrvicama. Premažite listićima mente i poslužite.

Uživati!

borovnice s povrćem

Sastojci

6 i nasjeckanih šparoga

1 vezica mladog špinata

½ šalice sušenih brusnica

Kap maslinovog ulja

2 žlice. Ocat balsamico po ukusu

2 šalice preljeva za salatu

Prstohvat soli

Crni papar

metoda

Prvo narežite svježe šparoge i prokuhajte dok ne omekšaju. Operite svježi mladi špinat. Sada u manju zdjelu dodajte malo ulja, malo preljeva za salatu i aceta balsamica te pospite s malo soli i mljevenog crnog papra po ukusu.

Dobro ih izmiješajte. Sada dodajte šparoge i ovu smjesu u zdjelu za salatu i promiješajte. Zatim dodajte sušene brusnice.

Uživati!

Salata od kvinoje s borovnicama i glaziranim orasima

Sastojci

2 šalice kuhane kvinoje

½ šalice sušenih brusnica

5-6 glaziranih oraha

4 žlice maslinovog ulja

4 rajčice, nasjeckane

2 žlice. peršin

2 žlice. lišće mente

malo soli

prstohvat crnog papra po ukusu

metoda

Kuhanu kvinoju stavite u duboku zdjelu. Sada dodajte sušene brusnice i glazirane pekan orahe u zdjelu. Sada dodajte svježe rajčice narezane na kockice, malo svježeg peršina i listića mente te pokapajte s malo ulja. Dobro ih izmiješajte. Sada začinite solju i crnim paprom. Ovo ukusno jelo je spremno.

Uživati!

Salata od tjestenine s lososom

Sastojci

2 komada kuhanog lososa izrezati na kockice

1 šalica kuhane tjestenine

2 stabljike celera

½ šalice majoneze

2 rajčice narezane na kockice

2-3 glavice mladog luka, svježe nasjeckane

1 šalica kiselog vrhnja

1 crvena jabuka, narezana na kockice

sok limete od 1/2 limuna

metoda

Prvo u dublju zdjelu pomiješajte kuhani losos narezan na kockice, kuhanu tjesteninu sa svježe nasjeckanim celerom i rajčicom, jabuku narezanu na kockice i mladi luk. Dobro ih izmiješajte. Sada dodajte domaću majonezu, svježe kiselo vrhnje i pokapajte svježim sokom limete od pola limuna. Sada ih temeljito promiješajte. To je gotovo.

Uživati!

Salata od gljiva sa špinatom i zelenom salatom

Sastojci

1 vezica špinata

1 zelena salata

4-5 gljiva

2 pelate

2 žlice. maslac, po želji

Sol

crni ili bijeli papar

metoda

Jedite svježi špinat i zelenu salatu. Prženje je po želji. Traje samo 7-8 minuta. Za to vrijeme nasjeckajte gljive i stavite ih u zdjelu. Zatim dodajte rajčice u gljive. Stavite ovo u mikrovalnu oko 2-3 minute. Sada ih pomiješajte s pečenim špinatom i zelenom salatom. Dobro izmiješajte i pospite solju i crnim ili bijelim paprom.

Uživati!

Waldorfska salata s piletinom

Sastojci

½ šalice nasjeckanih oraha

½ šalice senfa i meda

3 šalice kuhane piletine, nasjeckane

½ šalice majoneze

1 šalica crvenog grožđa, prepolovljena

1 šalica celera narezanog na kockice

1 gala jabuka, narezana na kockice

Sol

Papar

metoda

Uzmite plitku tavu i pecite nasjeckane pekane 7-8 minuta u prethodno zagrijanoj pećnici na 350 stupnjeva. Sada pomiješajte sve sastojke i prilagodite začine.

Uživati!

Pikantna salata od rikule i krumpira

Sastojci

2 kg krumpira narezanog na kockice i kuhanog

2 šalice rikule

6 žličica ekstra djevičanskog maslinovog ulja

¼ žličice crnog papra

3 mljevene ljutike

3/8 žličice soli

½ žličice sherry octa

1 žličica soka od limuna

2 žličice senfa, mljevene u koštici

1 žličica naribane kore limuna

metoda

1 žličica ulja u tavi i pržite ljutiku dok ne porumeni. Prebacite ljutiku u zdjelu i umiješajte sve ostale sastojke osim krumpira. Dobro promiješajte. Sada krompir premažite preljevom i dobro promiješajte.

Uživati!

Pileći umak sa salatom od avokada

Sastojci

2 žličice maslinovog ulja

4 unce tortilja čipsa

2 žličice soka od limete

1 avokado, nasjeckan

3/8 žličice košer soli

¾ šalice umaka, ohlađenog

1/8 žličice crnog papra

2 šalice pilećih prsa, kuhanih i nasjeckanih

¼ šalice nasjeckanog cilantra

metoda

Pomiješajte maslinovo ulje, sok limete, crni papar i sol u zdjeli. Sada dodajte nasjeckani korijander i piletinu i dobro promiješajte. Prelijte nasjeckanim avokadom i salsom. Za najbolje rezultate poslužite salatu na tortilja čipsu.

Uživati!

Kremasta salata od krumpira i kopra

Sastojci

¾ funte krumpira, narezanog na kockice i kuhanog

¼ žličice crnog papra

½ engleskog krastavca, narezanog na kockice

¼ žličice košer soli

2 žličice nemasnog kiselog vrhnja

2 žličice nasjeckanog kopra

2 žličice jogurta, bez masnoće

metoda

Krompir treba kuhati dok ne omekša. Uzmite zdjelu i pomiješajte kopar, jogurt, vrhnje, kockice krastavca i crni papar. Sastojci se moraju dobro izmiješati. Sada dodajte kockice kuhanog krumpira i dobro promiješajte.

Uživati!

Pileća salata sa sirom i lističima rukole

Sastojci

3 šnite kruha izrezati na kockice

½ šalice parmezana, naribanog

3 žličice maslaca, neslanog i otopljenog

2 žličice nasjeckanog peršina

5 listova bosiljka narezanih na trakice

¼ šalice maslinovog ulja

2 šalice pečene i narezane piletine

5 unci listova rikule

3 žličice crvenog vinskog octa

Papar, po ukusu

metoda

Zagrijte maslac i 2 žličice. maslinovo ulje i dodajte kockice kruha. Kockice kruha pecite u prethodno zagrijanoj pećnici na 400 stupnjeva dok ne porumene. Dodajte ostale sastojke s kockicama kruha i dobro promiješajte.

Uživati!

Krompir salata sa ljutim papričicama

Sastojci

2 kg žutog finskog krumpira narezanog na kockice

¼ žličice bijelog papra

2 žličice soli

¼ šalice vrhnja

4 žličice soka od limuna

2 grančice kopra

2 vezice vlasca

metoda

Kockice krumpira skuhajte dok ne omekšaju i ocijedite. Pomiješajte 3 žličice. limunovim sokom na krumpir i ostavite stajati 30 minuta. Vrhnje pjenasto umutiti i pomiješati s ostalim sastojcima. Smjesom prekrijte krumpir i dobro promiješajte.

Uživati

Pileća salata sa kus-kusom

Sastojci

1 šalica kus-kusa

7 unci pilećih prsa, kuhana

¼ šalice Kalamata maslina, nasjeckanih

1 češanj mljevenog češnjaka

2 žličice nasjeckanog peršina

¼ žličice crnog papra

1 žličica sitno nasjeckanih kapara

1 žličica soka od limete

2 žličice maslinovog ulja

Posolite po ukusu

metoda

Kuhajte kus-kus bez soli i masnoće prema uputama na pakiranju. Kuhani kus-kus isperite pod hladnom vodom. Uzmite zdjelu za miješanje sastojaka osim piletine i kus-kusa. Dodajte kuhani kus-kus i dobro promiješajte. Dodajte piletinu i odmah poslužite.

Uživati!

Salata od crvenog krumpira s mlaćenicom

Sastojci

3 funte crvenog krumpira, narezanog na četvrtine

1 češanj mljevenog češnjaka

½ šalice kiselog vrhnja

½ žličice crnog papra

1 žličica košer soli

1/3 šalice mlaćenice

1 žličica nasjeckanog kopra

¼ šalice nasjeckanog peršina

2 žličice nasjeckanog vlasca

metoda

Četvrtine krumpira se kuhaju dok ne omekšaju u holandskoj pećnici. Skuhani krumpir ohladite 30-40 minuta. Kiselo vrhnje pomiješajte s ostalim sastojcima. Preljev premažite na krumpire i pomiješajte sastojke.

Uživati!

Pileća salata s dinjom medljikom

Sastojci

¼ šalice rižinog octa

2 žličice nasjeckanih i prženih oraha

2 žličice soja umaka

¼ šalice nasjeckanog cilantra

2 žličice maslaca od kikirikija

2 šalice pilećih prsa, kuhanih i nasjeckanih

1 čajna žličica meda

3 žličice zelenog luka, narezanog na ploške

1 šalica nasjeckanog krastavca

¾ žličice sezamovog ulja

3 šalice dinje, narezane na trakice

3 šalice dinje, narezane na trakice

metoda

Pomiješajte soja umak, maslac od kikirikija, ocat, med i sezamovo ulje.

Dodajte dinju, luk, dinju i krastavac i dobro promiješajte. Tijekom posluživanja premažite pileća prsa smjesom i korijanderom.

Uživati!

Salata od jaja i krumpira s Dijon senfom

Sastojci

4 kg krumpira

¾ žličice papra

½ šalice celera, narezanog na kockice

½ šalice nasjeckanog peršina

1 žličica Dijon senfa

1/3 šalice nasjeckanog mladog luka

2 češnja češnjaka sitno nasjeckana

1 žličica Dijon senfa

3 kuhana i izmrvljena jaja

½ šalice vrhnja

1 šalica majoneze

metoda

Kuhajte krumpir dok ne omekša. Krompir ogulite i narežite na kockice.

Pomiješajte krumpir, mladi luk, celer i peršin u zdjeli. U zdjeli pomiješajte majonezu i ostale sastojke. Ovom smjesom prelijte krumpir i dobro promiješajte.

Uživati!

Pileća salata sa medom i orasima

Sastojci

4 šalice kuhane i nasjeckane piletine

¼ žličice papra

3 stabljike celera, narezane na kockice

¼ žličice soli

1 šalica suhih brusnica

1/3 šalice meda

½ šalice nasjeckanih i prženih oraha

2 šalice majoneze

metoda

Mljevenu piletinu pomiješajte s celerom, suhim brusnicama i orasima. U drugoj posudi istucite majonezu dok ne postane glatka. U majonezu dodajte med, papar i sol i dobro promiješajte. Smjesu od majoneze prelijte na smjesu s piletinom i dobro promiješajte da se sastojci dobro sjedine.

Uživati!

Pileća salata s grožđem i majonezom

Sastojci

6 šalica nasjeckane i kuhane piletine

½ šalice oraha

2 žličice Dijon senfa

2 šalice crvenog grožđa, narezanog na kriške

½ šalice kiselog vrhnja

2 žličice maka

½ šalice majoneze

2 šalice nasjeckanog celera

1 žličica soka od limuna

metoda

Uzmite zdjelu i pomiješajte piletinu s majonezom, limunovim sokom, kiselim vrhnjem, grožđem, makom, dijon senfom i celerom. Posoliti i popapriti.

Pokrijte zdjelu i stavite u hladnjak dok se ne ohladi. Dodajte orahe i odmah poslužite.

Uživati!

Kremasta salata od krumpira i začinskog bilja

Sastojci

¾ šalice kiselog vrhnja

1 šalica zelenog graška

¼ šalice jogurta

6 šalica crvenog krumpira, narezanog na četvrtine

1 žličica sitno nasjeckanog timijana

½ žličice soli

1 žličica nasjeckanog kopra

metoda

Vrhnje, jogurt, kopar, majčinu dušicu i sol pomiješajte u posudi i spremite odvojeno. Kuhajte četvrtine krumpira i grašak u puno vode dok ne omekšaju. Ocijedite višak vode. U pripremljenu smjesu umiješajte krumpir i grašak. Dobro promiješajte da se sastojci dobro sjedine.

Uživati!

Pikantna salata od piletine s grožđicama

Sastojci

¼ šalice majoneze

3 žličice grožđica

1 žličica curry praha

1/3 šalice celera, narezanog na kockice

1 šalica piletine s limunom, pečene na žaru

1 nasjeckana jabuka

1/8 žličice soli

2 žličice vode

metoda

Pomiješajte curry prah, majonezu i vodu u zdjeli. Dodajte piletinu s limunom, nasjeckane jabuke, grožđice, celer i sol. Sastojke dobro izmiješajte kuhačom. Pokrijte salatu i ostavite u hladnjaku dok se ne ohladi.

Uživati!

krumpir salata s mentom

Sastojci

7 crvenih krumpira

1 šalica graška, smrznutog i odmrznutog

2 žličice bijelog vinskog octa

½ žličice crnog papra

2 žličice maslinovog ulja

¾ žličice soli

2 žličice sitno nasjeckane ljutike

¼ šalice nasjeckanih listova mente

metoda

Kuhajte krumpir u vodi u dubokoj posudi dok ne omekša. Krumpir ohladite i narežite na kockice. Pomiješajte ocat, ljutiku, metvicu, maslinovo ulje, sol i crni papar. Dodajte kockice krumpira, grašak i pripremljenu smjesu. Dobro promiješajte i poslužite.

Uživati!

Curry pileća salata s miješanim povrćem

Sastojci

Pileći curry, smrznut i odmrznut

10 oz listova špinata

1 ½ šalice nasjeckanog celera

¾ šalice majoneze

1 ½ šalice zelenog grožđa, prepolovljeno

½ šalice nasjeckanog crvenog luka

metoda

Stavite smrznuti pileći curry u zdjelu. U pileći curry dodajte crveni luk, zeleno grožđe, lišće mladog špinata i celer. Dobro promiješajte. Sada dodajte majonezu i ponovno dobro promiješajte. Posoliti i popapriti po ukusu.

Uživati!

Pileća salata sa orasima

Sastojci

1 šalica bulgura

2 mlada luka, narezana na ploške

2 šalice pileće juhe

3 šalice kuhane i nasjeckane piletine

1 jabuka, izrezana na kockice

3 žličice mljevenih oraha

¼ šalice maslinovog ulja

2 žličice jabučnog octa

1 žličica Dijon senfa

1 žličica smeđeg šećera

Sol

metoda

Bulgur zakuhajte s juhom i kuhajte na laganoj vatri. Ostavite da se ohladi 15 minuta. Orahe prepecite na tavi i stavite u zdjelu da se ohlade. Sve sastojke dobro izmiješajte u zdjeli. Prilagodite sol i poslužite.

Uživati!

pileća salata sa senfom

Sastojci

1 kuhano jaje

¼ žličice crnog papra

¾ funte krumpira

¼ žličice košer soli

2 žličice nemasne majoneze

3 žličice nasjeckanog crvenog luka

1 žličica jogurta

1/3 šalice nasjeckanog celera

1 žličica senfa

metoda

Krompir narežite na kockice i kuhajte dok ne omekša. Kuhano jaje narežite na komadiće. Pomiješajte sve sastojke osim jaja i krumpira. Smjesu dodajte u nasjeckana jaja i kockice krumpira. Dobro promiješajte da se sastojci dobro sjedine. Posoliti i popapriti po ukusu.

Uživati!

Pikantna krompir salata od đumbira

Sastojci

2 kg crvenog krumpira narezanog na kockice

2 žličice nasjeckanog korijandera

2 žličice rižinog octa

1/3 šalice zelenog luka, narezanog na ploške

1 žličica sezamovog ulja

1 jalapeño papričica, sitno nasjeckana

4 žličice limunske trave, mljevene

¾ žličice soli

2 žličice naribanog đumbira

metoda

Kuhajte krumpir dok ne omekša. Ocijedite višak vode. Ostale sastojke dobro izmiješajte. Smjesom premažite kuhani krumpir. Spatulom izmiješajte sastojke.

Uživati!

Salata od celera i krumpira

Sastojci

2 kg crvenog krumpira narezanog na kockice

2 unce paprike, narezane na kockice

½ šalice majoneze od uljane repice

1/8 žličice češnjaka u prahu

¼ šalice nasjeckanog mladog luka

¼ žličice crnog papra

¼ šalice jogurta

½ žličice sjemena celera

¼ šalice kiselog vrhnja

½ žličice soli

1 žličica šećera

1 žličica bijelog vinskog octa

2 žličice pripremljenog senfa

metoda

Kockice krumpira skuhajte dok ne omekšaju pa ocijedite od viška vode. Skuhani krumpir ohladite oko 30 minuta. Ostale sastojke pomiješajte u zdjeli. Dodajte kockice krumpira i dobro promiješajte.

Uživati!

Lime piletina s krumpir salatom

Sastojci

1 funta krumpira

1 češanj mljevenog češnjaka

2 šalice graška

½ žličice crnog papra

2 šalice nasjeckanih pilećih prsa

1 žličica soli

½ šalice nasjeckane crvene paprike

1 žličica soli

½ šalice nasjeckanog luka

1 žličica estragona, mljevenog

1 žličica soka od limete

2 žličice maslinovog ulja

1 žličica Dijon senfa

metoda

Posebno skuhajte krumpir, grašak i pileća prsa dok ne omekšaju. Ostale sastojke pomiješajte u zdjeli. Sada dodajte kockice krumpira, grašak i pileća prsa u zdjelu za miješanje. Koristite lopaticu i dobro promiješajte sastojke. Poslužite odmah.

Uživati!

Krompir salata sa kozjim sirom

Sastojci

2 i po kile krompira

1 češanj mljevenog češnjaka

¼ šalice suhog bijelog vina

1 žličica Dijon senfa

½ žličice soli

2 žličice maslinovog ulja

½ žličice crnog papra

2 žličice estragona, mljevenog

1/3 šalice nasjeckanog luka

¼ šalice crvenog vinskog octa

½ šalice nasjeckanog peršina

3 unce kozjeg sira

¼ šalice kiselog vrhnja

metoda

Kuhajte krumpir u vodi dok ne omekša. U zdjeli pomiješajte krumpir, vinski ocat, papar i sol. Pustite da odstoji 15 minuta. Sada dodajte ostatak sastojaka u smjesu krumpira i dobro promiješajte. Poslužite odmah.

Uživati!

Pico de Gallo - autentični meksički umak

Sastojci:

3 veće rajčice narezane na kockice, popržene

1 srednji crveni luk sitno nasjeckan

¼ vezice cilantra, koristite više ili manje po ukusu

izborni sastojci

½ krastavca, oguljenog i narezanog na kockice

Limunov sok od ½ limuna

½ žličice mljevenog češnjaka

Posolite po ukusu

2 jalapeñosa ili više ako volite pikantnije

1 kockica oguljenog avokada

metoda

Pomiješajte sve sastojke u velikoj zdjeli za miješanje i dobro promiješajte.

Poslužite odmah.

Uživati!

Preljev za salatu od maslinovog ulja i limuna

Sastojci:

8 režnjeva mljevenog češnjaka

½ žličice crnog papra

1 šalica svježe iscijeđenog soka od limuna

2 žličice soli

½ šalice ekstra djevičanskog maslinovog ulja

metoda

Stavite sve sastojke u blender i miksajte dok se svi sastojci ne sjedine. Ovaj preljev morate čuvati u hermetički zatvorenoj posudi i uskoro upotrijebiti, inače će sok od limuna u njemu zakiseliti preljev.

Uživati!

Salata od graha, kukuruza i avokada

Sastojci:

1 konzerva crnog graha, ocijeđenog

1 konzerva žutog kukuruza šećerca, konzerviranog, ocijeđenog

2 žlice. zeleno-limunov sok

1 žličica maslinovog ulja

4 žlice korijandera

5 šalica nasjeckanog sirovog luka

1 avokado

1 zrela crvena rajčica

metoda

Sve sastojke stavite u veliku zdjelu za miješanje i lagano promiješajte. Poslužite odmah ili hladno.

Uživati!

Southwestern salata od tjestenine

Sastojci:

1-8 unci male tjestenine od cijelog zrna pšenice

15 unci kukuruza

15 unci crnog graha

1 šalica umaka, bilo kojeg

1 šalica ribanog cheddar sira

1 šalica zelene paprike narezane na kockice, paprike babure

metoda

Pripremite tijesto prema uputama na pakiranju. Ocijedite, isperite i stavite u veliku zdjelu. Tekućine iz konzerviranog kukuruza i crnog graha se skupe i ocijede. Pomiješajte sve sastojke sa kuhanom tjesteninom u velikoj zdjeli. Po potrebi dodajte malu količinu tekućine za konzerviranje. Poslužite odmah.

Uživati!

Salata od pečene cikle

Sastojci:

6 mrkvi, 1/2 kg

3 žlice maslinovog ulja

Svježe mljeveni crni papar

1 ½ žlica Estragon ili sherry ocat

1 velika žlica. listovi majčine dušice

4 šalice miješanih listova salate

½ šalice izmrvljenog feta sira

1 velika žlica. Kovnica

metoda

Prvo zagrijte pećnicu na 375 stupnjeva. Cveklu stavite u plitku, pokrivenu posudu za pečenje. Dodajte dovoljno vode da podignete ploču za 1/2 inča. Pokrijte ciklu i pecite jedan sat ili dok se cikla ne može lako probosti nožem za guljenje. Izvadite ciklu iz pećnice. U srednjoj zdjeli pomiješajte ocat i nasjeckano začinsko bilje. Kuhanu ciklu narežite na kockice od 1/2 inča i prelijte je dresingom. Pospite feta sirom i odmah poslužite.

Uživati!

Hrskava salata s ramen rezancima od kupusa

Sastojci:

3 žlice maslinovog ulja

3 žlice octa

2 žlice. Šećer ili zamjena za šećer

½ paketića začina za ramen rezance

¼ žličice papra

1 velika žlica. Soja umak s niskim sadržajem natrija

Sastojci za salatu:

1 manja glavica crvenog ili zelenog kupusa

2 sitno nasjeckana zelena luka, mljevena

1 oguljena i naribana mrkva

1 paket naribanih ramen rezanaca

metoda

Pripremite preljev miješajući sastojke u velikoj zdjeli za salatu. Miješajte da se šećer otopi. Dodajte prva tri sastojka salate u zdjelu i dobro promiješajte. Dodajte nasjeckani ramen i dobro promiješajte. Prelijte preljevom i odmah poslužite.

Uživati!

Salata od tjestenine od špinata i rajčice

Sastojci:

8 oz. Mala tjestenina ili orzo

8 oz. izmrvljeni feta sir

16 oz. grožđane rajčice

4 šalice mladog špinata

2 žlice. ocijeđene kapare

¼ žličice crnog papra

2 žlice. Naribani parmezan

metoda

Skuhajte tjesteninu kao što je opisano na pakiranju dok ne bude al dente, dok ne postane čvrsta na zalogaj. Nakon što je tjestenina kuhana; pokapajte po rajčicama da se brzo blanširaju. Dok se tjestenina kuha, u veliku zdjelu stavite špinat, feta sir i kapare. Pomiješajte rajčice i tjesteninu sa smjesom špinata. Prije nego što ocijedite tjesteninu, dodajte tjesteninu kuhanu u omjeru da se sjedini. Na kraju začinite crnim paprom i ukrasite naribanim sirom. Poslužite odmah.

Uživati!

waldorf salata

Sastojci:

4 srednje jabuke, narezane na kockice

1/3 šalice nasjeckanih oraha

1/3 šalice grožđica

½ šalice običnog nemasnog grčkog ili običnog jogurta

3 stabljike sitno nasjeckanog celera

metoda

Stavite sve sastojke u veliku zdjelu i dobro promiješajte dok se svi sastojci ne sjedine. Ohladite preko noći i poslužite hladno.

Uživati!

Istuaeli salata

Sastojci:

1 zelena ili žuta paprika, nasjeckana

1 oguljeni krastavac nasjeckan

2 žlice. Sok od limuna

1 žličica soli

1 žličica svježe mljevenog papra

3 rajčice, nasjeckane

3 žlice ekstra djevičanskog maslinovog ulja

metoda

Stavite sve sastojke u veliku zdjelu i dobro promiješajte dok se svi sastojci ne sjedine. Poslužite odmah, jer što duže ova salata odstoji, to će biti tekućija.

Uživati!

Kupus salata od tjestenine

Sastojci:

3 žlice maslinovog ulja 3 žlice. Ocat 2 žlice. ½ paketa slatkih ramen rezanaca

¼ žličice papra

1 velika žlica. Soja umak s niskim sadržajem natrija

1 glavica crvenog ili zelenog kupusa

2 zelena luka sitno nasjeckana

1 oguljena mrkva, naribana

1 paket naribanih ramen rezanaca

metoda

Pomiješajte sve sastojke u velikoj zdjeli. Stalno miješajte da se šećer otopi.

Zatim pomiješajte prva tri navedena sastojka ove salate i dobro promiješajte. Dodajte sitno nasjeckane ramen rezance. Zatim dodajte ostale sastojke i promiješajte nekoliko puta. Poslužite odmah ili poklopite i ostavite u hladnjaku da se okusi stope.

Uživati!

Meksička salata od crnog graha

Sastojci

1 ½ konzerva kuhanog crnog graha

2 zrele rajčice šljive narezane na kockice

3 mlada luka, narezana na ploške

1 velika žlica. svježi sok od limuna

2 žlice. svježe rezan korijander

Sol i svježe mljeveni crni papar po ukusu.

1/3 šalice kukuruza

2 žlice. Maslinovo ulje

metoda

Pomiješajte sve sastojke u srednjoj zdjeli i lagano promiješajte. Ostavite salatu da odstoji u hladnjaku do posluživanja. Poslužite hladno.

Uživati!

Salsa od crnog graha i kukuruza

Sastojci:

1 konzerva crnog graha

3 žlice svježe nasjeckanog korijandera

1 kutija žutog i bijelog kukuruza

¼ šalice nasjeckanog luka

1 kutija Rootla

Sok od limete ili iscijediti limetu

metoda

Ocijedite tekućinu iz crnog graha, korijena i konzerviranog kukuruza i pomiješajte u velikoj zdjeli. Dodajte cilantro i luk i dobro promiješajte. Neposredno prije posluživanja iscijedite malo soka od limuna.

Uživati!

Pureća taco salata

Sastojci:

2 oz. mljeveno pureće meso

2/4 šalice cheddar sira

1 ½ šalice nasjeckane zelene salate

1/8 šalice nasjeckanog luka

½ oz. tortilja čips

2 žlice. UMOČITI

¼ šalice graha

metoda

Stavite sve sastojke osim tortilja čipsa u veliku zdjelu i dobro promiješajte. Neposredno prije posluživanja stavite izlomljene tortilje na vrh salate i odmah poslužite.

Uživati!

dugina voćna salata

Sastojci

Voćna salata:

1 veliki oguljeni mango, narezan na kockice

2 šalice borovnica

2 narezane banane

2 šalice jagoda

2 šalice grožđa bez sjemenki

2 žlice. Sok od limuna

1 ½ žlica Med

2 šalice grožđa bez sjemenki

2 nektarine, neoguljene, narezane na ploške

1 kivi, oguljen i narezan na ploške

Umak od meda i naranče:

1/3 šalice nezaslađenog soka od naranče

¼ žličice mljevenog đumbira

Prstohvat muškatnog oraščića

metoda

Stavite sve sastojke u veliku zdjelu i dobro promiješajte dok se svi sastojci ne sjedine. Ohladite preko noći i poslužite hladno.

Uživati!

Sunčana voćna salata

Sastojci:

3 kivija, nasjeckana

320 oz komadića ananasa u soku

215 oz mandarina, ocijeđenih, konzerviranih u svijetlom sirupu

2 banane

metoda

Pomiješajte sve sastojke u velikoj zdjeli za miješanje i ostavite u hladnjaku najmanje 2 sata. Ovu salatu poslužite hladnu.

Uživati!

Salata od citrusa i crnog graha

Sastojci:

1 grejp, oguljen i narezan

2 naranče oguljene i narezane na ploške

1 16 oz. crni grah iz konzerve ocijediti

½ šalice nasjeckanog crvenog luka

½ avokada narezanog

2 žlice. Sok od limuna

crni papar po ukusu

metoda

Pomiješajte sve sastojke u velikoj zdjeli za miješanje i poslužite na sobnoj temperaturi.

Uživati!

Pikantna salata od krastavaca i luka

Sastojci

2 krastavca, tanko narezana

½ žličice soli

¼ žličice crnog papra

2 žlice. Kristalni šećer

1/3 šalice jabučnog octa

1 glavica crvenog luka, sitno narezana

1/3 šalice vode

metoda

Na tanjur naizmjenično slažite krastavce i luk. Pomiješajte ostale sastojke u blenderu i miksajte dok ne postane glatko. Ohladite oblog nekoliko sati. Neposredno prije posluživanja prelijte dressing preko krastavaca i luka i odmah poslužite.

Uživati!

Vrtna salata s borovnicama i ciklom

Sastojci:

1 glavica zelene salate

1 šaka borovnica

1 unca. izmrvljeni kozji sir

2 pečene cikle

5-6 cherry rajčica

¼ šalice konzervirane tune

Posolite po ukusu

papar po ukusu

metoda

Sve sastojke stavite u podmazan pleh i prekrijte aluminijskom folijom. Pecite u prethodno zagrijanoj pećnici na 250 stupnjeva oko sat vremena. Pustite da se malo ohladi i začinite po želji. Poslužite vruće.

Uživati!

Salata od cvjetače ili lažni krumpir

Sastojci

1 glavica cvjetače, kuhana i narezana na cvjetove

¼ šalice obranog mlijeka

6 žličica Splenda

¾ žlice. limunov ocat

5 žlica svijetle majoneze

2 žličice žute gorušice

metoda

Pomiješajte sve sastojke osim cvjetače i tucite dok ne dobijete glatku smjesu. Neposredno prije posluživanja kuhanu cvjetaču prelijte pripremljenim preljevom i poslužite vruće.

Uživati!

Salata od krastavaca i kopra

Sastojci:

1 šalica običnog ili bezmasnog grčkog jogurta

Posolite i popaprite po ukusu

6 šalica krastavaca, tanko narezanih

½ šalice luka, sitno narezanog

¼ šalice soka od limuna

2 režnja mljevenog češnjaka

1/8 šalice kopra

metoda

Ocijedite višak vode iz jogurta i ostavite da se ohladi oko 30 minuta. Jogurt pomiješajte s ostalim sastojcima i dobro promiješajte. Stavite u hladnjak na još sat vremena i poslužite hladno.

Uživati!

lažna krumpir salata

Sastojci

16 žlica majoneze bez masti

5 šalica kuhane cvjetače narezane na cvjetove

¼ šalice žute gorušice

¼ šalice nasjeckanog celera

½ šalice narezanog krastavca

1 velika žlica. zrno žute gorušice

¼ šalice kiselih krastavaca narezanih na kockice

½ žličice češnjaka u prahu

metoda

Stavite sve sastojke u veliku zdjelu i dobro promiješajte dok se svi sastojci ne sjedine. Ohladite preko noći i poslužite hladno. Čak možete zamijeniti krumpir cvjetačom, okus jela je jednako ukusan.

Uživati!

Bonniejeva salata od krumpira i krastavaca

Sastojci

2-3 šalice mladog krumpira

1 velika žlica. kanta kopra

1 velika žlica. Dijon senf

¼ šalice lanenog ulja

4 sitno nasjeckana mladog luka

2 žličice nasjeckanog kopra

¼ žličice papra

3-4 šalice krastavaca

¼ žličice soli

metoda

Pomiješajte sve sastojke u velikoj zdjeli i dobro promiješajte dok se svi sastojci ne sjedine, neposredno prije posluživanja. Poslužite odmah.

Uživati!

Salata od špinata s crvenim bobicama

Sastojci

½ šalice narezanih jagoda

¼ šalice malina

¼ šalice Newman's Own Light preljeva od malina i orašastih plodova

¼ šalice borovnica

¼ šalice nasjeckanih badema

4 šalice špinata

¼ šalice nasjeckanog crvenog luka

metoda

Stavite sve sastojke u veliku zdjelu i dobro promiješajte dok se svi sastojci ne sjedine. Ohladite preko noći i poslužite hladno.

Uživati!

Cjevasta salata

Sastojci

1 šalica bulgur pšenice

1 sitno nasjeckani luk

4 mlada luka nasjeckana

Posolite i popaprite po ukusu

2 šalice nasjeckanog lišća peršina

¼ šalice soka od limuna

2 šalice kipuće vode

2 srednje rajčice, narezane na kockice

¼ šalice maslinovog ulja

1 šalica nasjeckane metvice

metoda

Zakuhajte vodu u srednje velikoj posudi. Maknite s vatre, ulijte kornet, pokrijte čvrstim poklopcem i ostavite sa strane 30 minuta. Ocijedite višak vode. Dodajte ostale sastojke i dobro promiješajte. Poslužite odmah.

Uživati!

Salata s preljevom od bosiljka i majonezom

Sastojci

1/2 kilograma slanine

½ šalice majoneze

2 žlice. crni vinski ocat

¼ šalice sitno nasjeckanog bosiljka

1 žličica mljevenog crnog papra

1 velika žlica. Repičino ulje

1 funta romaine salate - isperite, osušite i narežite na male komadiće

¼ pola litre cherry rajčica

metoda

Stavite slaninu u veliki, duboki pleh. Kuhajte na srednjoj vatri dok ravnomjerno ne porumeni. U manju zdjelu dodajte ostavljenu slaninu, majonezu, bosiljak i ocat te promiješajte. Poklopiti i držati na sobnoj temperaturi. Pomiješajte zelenu salatu, slaninu, krutone i rajčice u veliku zdjelu. Dresing preliti preko salate. Sudjelovati.

Uživati!

Cezar salata na žaru s nožem i vilicom

Sastojci

1 dugačak tanki baget

¼ šalice maslinovog ulja, podijeljeno

2 režnja češnjaka, prerezana na pola

1 manja rajčica

1 zelena salata, uklonjeni vanjski listovi

Sol i krupno mljeveni papar po ukusu

1 šalica preljeva za Cezar salatu ili po ukusu

Naribajte ½ šalice parmezana

metoda

Zagrijte roštilj na laganoj vatri i lagano ga nauljite. Izrežite baguette tako da napravite 4 dugačke kriške, debljine oko 1/2 inča. Svaku prerezanu stranu tanko premažite s otprilike polovicom maslinovog ulja. Kriške baguettea pecite na prethodno zagrijanom roštilju dok ne postanu blago hrskave, 2-3 minute po strani. Obje strane kriški baguettea natrljajte prerezanom stranom češnjaka i prerezanom stranom rajčice. Preostalim maslinovim uljem premažite 2 prerezane strane četvrtina zelene salate. Svaki prelijte Cezar preljevom.

Uživati!

Rimska salata od jagoda I

Sastojci:

1 glavica zelene salate, oprana, obrisana i nasjeckana

2 vezice špinata oprati, osušiti i nasjeckati

2 litre narezanih jagoda

1 bermuda luk

½ šalice majoneze

2 žlice. bijeli vinski ocat

1/3 šalice bijelog šećera

¼ šalice mlijeka

2 žlice. Mak

metoda

U velikoj zdjeli za salatu pomiješajte zelenu salatu, špinat, jagode i narezani luk. U dobro zatvorenoj staklenci pomiješajte majonezu, ocat, šećer, mlijeko i mak. Dobro protresite i prelijte preko salate. Miješajte dok se ne ujednači. Poslužite odmah.

Uživati!

Grčka salata

Sastojci:

1 sušena zelena salata

6 unci crnih maslina bez koštica

1 zelena paprika, nasjeckana

1 crveni luk sitno narezan

6 žlica maslinovog ulja

1 crvena paprika, nasjeckana

2 velike rajčice, nasjeckane

1 narezani krastavac

1 šalica izmrvljenog feta sira

1 žličica sušenog origana

1 limun

metoda

U velikoj zdjeli za salatu pomiješajte zelenu salatu, luk, masline, papriku, krastavac, rajčicu i sir. Pomiješajte maslinovo ulje, limunov sok, origano i crni papar. Prelijte dressing preko salate, promiješajte i poslužite.

Uživati!

Feta salata od jagoda

Sastojci

1 šalica nasjeckanih badema

2 režnja mljevenog češnjaka

1 žličica meda 1 šalica biljnog ulja

1 glavica zelene salate,

1 žličica Dijon senfa

¼ šalice octa od maline

2 žlice. Balsamico ocat

2 žlice. smeđi šećer

1 litra narezanih jagoda

1 šalica izmrvljenog feta sira

metoda

Zagrijte ulje u tavi na srednje jakoj vatri, kuhajte bademe uz često miješanje dok se lagano ne zapeku. Maknite s vatre. Pripremite preljev tako da u posudi pomiješate balzamični ocat, smeđi šećer i biljno ulje. Pomiješajte bademe, feta sir i zelenu salatu u velikoj zdjeli. Prelijte salatu preljevom neposredno prije posluživanja.

Uživati!

mesna salata

Sastojci

1 kg goveđeg filea

1/3 šalice maslinovog ulja

3 žlice crnog vinskog octa

2 žlice. Sok od limuna

1 češanj mljevenog češnjaka

½ žličice soli

1/8 žličice crnog papra

1 žličica Worcestershire umaka

1 narezana mrkva

½ šalice nasjeckanog crvenog luka

¼ šalice narezanih punjenih zelenih piment maslina

metoda

Zagrijte roštilj na visoku temperaturu. Odrezak stavite na roštilj i pecite 5 minuta sa svake strane. Maknite s vatre i ostavite da se ohladi. U maloj posudi pomiješajte maslinovo ulje, ocat, limunov sok, češnjak, sol, papar i Worcestershire umak. Dodajte sir. Nakon toga preljev poklopite i ohladite. Odrezak prelijte dressingom neposredno prije posluživanja. Poslužuje se uz pečeni hrskavi francuski kruh.

Uživati!

Salata od mandarina i badema

Sastojci:

1 zelena salata

11 unci mandarina, ocijeđenih

6 glavica mladog luka, tanko narezanih

½ šalice maslinovog ulja 1 žlica. bijeli šećer

1 žličica mljevene crvene paprike

2 žlice. bijeli šećer

½ šalice narezanih badema

¼ šalice crvenog vinskog octa

mljeveni crni papar po ukusu

metoda

U velikoj zdjeli pomiješajte zelenu salatu, naranče i vlasac. U lonac dodajte šećer i miješajte dok se šećer ne počne topiti. Miješajte stalno. Dodajte bademe i miješajte dok se ne prekriju. Stavite bademe na tanjur i ostavite da se ohlade. Pomiješajte maslinovo ulje, vinski ocat, žlicu. šećer, ljuskice crvene paprike i crni papar u staklenku dobro zatvorenu poklopcem. Prije posluživanja salatu prelijte preljevom dok se ne prekrije. Stavite u zdjelu i poslužite posuto ušećerenim bademima. Poslužite odmah.

Uživati!

Tropska salata s vinaigretteom od ananasa

Sastojci

6 kriški slanine

¼ šalice soka od ananasa

3 žlice crnog vinskog octa

¼ šalice maslinovog ulja

svježe mljeveni crni papar po ukusu

Posolite po ukusu

Paket od 10 oz nasjeckane romaine salate

1 šalica ananasa narezanog na kockice

½ šalice nasjeckanih i prženih oraha makadamije

3 zelena luka, nasjeckana

¼ šalice prženog naribanog kokosa

metoda

Stavite slaninu u veliki, duboki pleh. Kuhajte na srednje jakoj vatri dok ravnomjerno ne porumene, oko 10 minuta. Slaninu ocijedite i izmrvite. U staklenku s poklopcem pomiješajte sok od ananasa, vinski ocat, ulje, papar i sol. Poklopiti da se dobro izmiješa. Pomiješajte ostale sastojke i dodajte preljev. Ukrasite tostiranim listićima kokosa. Poslužite odmah.

Uživati!

Kalifornijska zdjela za salatu

Sastojci:

1 avokado, oguljen i bez koštice

1 velika žlica. Sok od limuna

½ šalice majoneze

¼ žličice ljutog umaka

¼ šalice maslinovog ulja

1 češanj mljevenog češnjaka

½ žličice soli

1 glavica zelene salate

3 unce sira cheddar, naribanog

2 rajčice narezane na kockice

2 zelena luka sitno nasjeckana

¼ zelenih maslina bez koštica

1 šalica grubo samljevenog kukuruznog čipsa

metoda

U blenderu pomiješajte sav limunov sok, sastojke avokada, majonezu, maslinovo ulje, umak od ljutih papričica, češnjak i sol. Nastavite s obradom dok ne postane glatka. Pomiješajte cheddar sir, zelenu salatu, rajčice i avokado u velikoj zdjeli i prelijte preljevom neposredno prije posluživanja.

Uživati!

Klasična prepečena salata

Sastojci:

1 šalica blanširanih narezanih badema

2 žlice. sezam

1 zelena salata, nasjeckana

1 crvena zelena salata, nasjeckana

Pakiranje od 8 oz mrvljenog feta sira

4 unce narezanih crnih maslina

1 šalica cherry rajčica, prepolovljenih

1 glavica crvenog luka prepolovljena i tanko narezana

6 gljiva, narezanih na ploške

¼ šalice ribanog sira Romano

Staklenka od 8 oz talijanskog preljeva za salatu

metoda

Zagrijte veliku tavu na srednje jakoj vatri. Stavite bademe u tavu i kuhajte.

Kad bademi počnu mirisati, dodajte sjemenke sezama uz često miješanje.

Kuhajte još 1 minutu ili dok sjemenke ne porumene. U veliku zdjelu za salatu pomiješajte salatu s dobro izmiješanim maslinama, feta sirom, gljivama, bademima, rajčicama, sezamom, lukom i romano sirom. Prilikom posluživanja dodajte talijanski preljev i promiješajte.

Uživati!

Pikantna salata od kruške i plavog sira

Sastojci

1/3 šalice umaka od rajčice

½ šalice destiliranog bijelog octa

¾ šalice bijelog šećera

2 žličice soli

1 šalica uljane repice

2 glavice zelene salate nasjeckane

4 unce plavog sira u mrvicama

2 kruške oguljene, očišćene od koštice i nasjeckane

½ šalice oraha, prženih i nasjeckanih

½ crvenog luka sitno nasjeckanog

metoda

U manjoj posudi dobro pomiješajte kečap, šećer, ocat i sol. Postupno dodavati ulje uz stalno miješanje dok se dobro ne sjedini. U velikoj zdjeli pomiješajte zelenu salatu, plavi sir, kruške, orahe i crveni luk. Prelijte dresing preko salate i premažite.

Uživati!

Pikantna talijanska salata

Sastojci:

½ šalice uljane repice

1/3 šalice octa od estragona

1 velika žlica. bijeli šećer

1 crvena paprika narezana na trakice

1 ribana mrkva

1 crveni luk sitno narezan

¼ šalice crnih maslina

¼ šalice zelenih maslina bez koštica

½ šalice narezanog krastavca

2 žlice. naribani sir Romano

mljeveni crni papar po ukusu

metoda

U srednjoj posudi pomiješajte ulje kanole, šećer, suhi senf, majčinu dušicu i češnjak. U veliku zdjelu pomiješajte zelenu salatu, crvenu papriku, mrkvu, crveni luk, srca artičoke, crne masline, zelene masline, krastavac i romano sir. Stavite u hladnjak na 4 sata ili preko noći. Začinite paprom i solju. Poslužite hladno.

Uživati!

Cezar salata

Sastojci:

1 glavica zelene salate

2 šalice krutona

u soku od 1 limuna

1 prstohvat Worcestershire umaka

6 češnja mljevenog češnjaka

1 velika žlica. Dijon senf

½ šalice maslinovog ulja

¼ šalice ribanog parmezana

metoda

Krutone izmrvite u duboku zdjelu i ostavite sa strane. Pomiješajte senf, limunov sok i Worcestershire umak u zdjeli. Dobro izmiksajte u blenderu i polako dodajte maslinovo ulje dok ne postane kremasto. Dresing preliti preko salate. Dodajte krutone i sir i dobro promiješajte. Poslužite odmah.

Uživati!

Salata od pršuta s kruškama i karameliziranim orasima

Sastojci:

2 šalice soka od naranče

2 žlice. crni vinski ocat

2 žlice. nasjeckani crveni luk

1 velika žlica. bijeli šećer

1 velika žlica. bijelo vino

1 šalica pola oraha

½ šalice bijelog šećera

¼ šalice vode

¾ šalice ekstra djevičanskog maslinovog ulja

1 velika žlica. Maslac

2 kruške oguliti, očistiti od koštica i narezati na kriške

Pršut narezan na tanke trakice 1/4 kg

2 srca romanske salate, oprana i natrgana

metoda

U srednje velikoj tavi prvo zagrijte sok od naranče na srednje jakoj vatri, često miješajući, dok se ne smanji za 1/4. Stavite u blender zajedno s octom, lukom, šećerom, vinom, soli i paprom. Otopite maslac u tavi koja se ne lijepi na srednjoj vatri dok miksate na maloj brzini, uklonite poklopac i polako pokapajte maslinovim uljem da preljev postane emulgiran. Dodajte šećer i vodu i kuhajte uz stalno miješanje. Kruške i orahe pirjajte na maslacu 3 minute. Maknite s vatre i ostavite da se ohladi. Dodajte vinaigrette. Sada ga poslužite na velikom talijanskom pladnju.

Uživati!

Salata od mandarina Romaine s preljevom od maka

Sastojci:

6 kriški slanine

1/3 šalice jabučnog octa

¾ šalice bijelog šećera

½ šalice crvenog luka, grubo nasjeckanog

½ žličice suhe gorušice u prahu

¼ žličice soli

½ šalice biljnog ulja 1 žličica. Mak

10 šalica natrganih listova zelene salate

10 unci kriški mandarine, ocijeđene

¼ šalice prženih narezanih badema

metoda

Na tavi popržite slaninu. Ocijedite, izmrvite i ostavite sa strane. U zdjelu blendera stavite ocat, šećer, crveni luk, suhi senf i sol. Smanjite brzinu blendera na srednje nisku. Dodajte mak, promiješajte i preljev će postati kremast. U veliku zdjelu pomiješajte romaine salatu s izmrvljenom slaninom i mandarinama. Prelijte preljevom i odmah poslužite.

Uživati!

Restoran Style House Salad

Sastojci:

mijenjati doze

1 velika zelena salata, oprana, osušena tapkanjem i narezana na kockice

4 unce ljute papričice narezane na kockice, ocijeđene

2/3 šalice ekstra djevičanskog maslinovog ulja

1/3 šalice crvenog vinskog octa

1 žličica soli

1 veća glava ledenog brijega - oprana, osušena i izlomljena na komade

14 unci srca artičoke, ocijeđena i narezana na četvrtine

1 šalica nasjeckanog crvenog luka

¼ žličice crnog papra

2/3 šalice sira - naribanog parmezana

metoda

Pomiješajte sve sastojke u posudi i dobro promiješajte. Poslužite odmah.

Uživati!

Salata od špinata

Sastojci:

mijenjati doze

½ šalice bijelog šećera

1 šalica biljnog ulja

2 žlice. engleski umak

1/3 šalice umaka od rajčice

½ šalice bijelog octa

1 manja glavica luka nasjeckana

1 funta špinata - operite, osušite i narežite na male komadiće

4 unce narezanih kestena, ocijeđenih

5 kriški slanine

metoda

Pomiješajte sve sastojke u posudi i dobro promiješajte. Poslužite odmah.

Uživati!

Super sedam salata od špinata

Sastojci:

Paket od 6 oz lišća mladog špinata

1/3 šalice cheddar sira narezanog na kockice

1 Fuji jabuka, oguljena, očišćena od jezgre i narezana na kockice

1/3 šalice nasjeckanog crvenog luka

¼ šalice zaslađenih borovnica

1/3 šalice blanširanih narezanih badema

3 žlice preljeva za salatu od maka

metoda

Pomiješajte sve sastojke u posudi i dobro promiješajte. Poslužite odmah.

Uživati!

prekrasna salata

Sastojci:

8 šalica mladog lišća špinata

11 unci konzerviranih mandarina, ocijeđenih

½ srednjeg crvenog luka, narezanog na zasebne kolutiće

1 šalica izmrvljenog feta sira

1 šalica vinaigrette preljeva za salatu od balzama

1 ½ šalice zaslađenih suhih brusnica

1 šalica u medu prženih narezanih badema

metoda

Pomiješajte sve sastojke u posudi i dobro promiješajte. Poslužite odmah.

Uživati!

Salata od špinata i orzoa

Sastojci:

Pakiranje od 16 unci sirove orzo tjestenine

Paket od 10 unci nasjeckanih listova mladog špinata

½ funte feta sira izmrvljenog

½ crvenog luka sitno nasjeckanog

¾ šalice pinjola

½ žličice sušenog bosiljka

¼ žličice mljevenog bijelog papra

½ šalice maslinovog ulja

½ šalice balzamičnog octa

metoda

Zakuhajte veliki lonac lagano posoljene vode. Prebacite u veliku zdjelu i dodajte špinat, fetu, luk, pinjole, bosiljak i bijeli papar. Dodajte orzo, kuhajte 8-10 minuta, ocijedite i isperite hladnom vodom. Prelijte maslinovim uljem i balzamičnim octom. Ohladite i poslužite hladno.

Uživati!

Salata od jagoda, kivija i špinata

Sastojci:

2 žlice. ocat od maline

2 ½ žlice Džem od malina

1/3 šalice biljnog ulja

8 šalica špinata, opranog i nasjeckanog

½ šalice nasjeckanih oraha

8 jagoda narezanih na četvrtine

2 kivija, oguljena i narezana

metoda

Pomiješajte sve sastojke u posudi i dobro promiješajte. Poslužite odmah.

Uživati!

Salata od špinata i nara

Sastojci:

1 vrećica lišća mladog špinata od 10 unci, ispranih i ocijeđenih

1/4 crvenog luka, vrlo tanko narezanog

1/2 šalice komadića oraha

1/2 šalice izmrvljenog feta sira

1/4 šalice klica lucerne, po želji

1 šipak, oguljen i bez sjemenki

4 žlice balzamičnog octa

metoda

Stavite špinat u zdjelu za salatu. Na to stavite crveni luk, orahe, feta sir i klice. Po vrhu pospite sjemenke nara i pokapajte vinaigrette.

Uživati!

Salata od špinata s preljevom od želea od paprike

Sastojci:

3 žlice želea od meke paprike

2 žlice. Maslinovo ulje

1/8 žličice soli

2 šalice mladog lišća špinata

2 unce narezanog kozjeg sira

1/8 žličice Dijon senfa

metoda

Pomiješajte sve sastojke u posudi i dobro promiješajte. Poslužite odmah.

Uživati!

Super jednostavna salata od špinata i crvene paprike

Sastojci:

¼ šalice maslinovog ulja

Pakiranje mladog špinata od 6 oz

½ šalice ribanog parmezana

¼ šalice rižinog octa

1 crvena paprika, nasjeckana

metoda

Pomiješajte sve sastojke u posudi i dobro promiješajte. Poslužite odmah.

Uživati!

Salata od špinata, lubenice i mente

Sastojci:

1 velika žlica. Mak

¼ šalice bijelog šećera vrećica od 10 oz listova mladog špinata

1 šalica jabučnog octa

¼ šalice Worcestershire umaka

½ šalice biljnog ulja

1 velika žlica. sezam

2 šalice lubenice bez sjemenki narezane na kockice

1 šalica sitno nasjeckanih listova metvice

1 manji crveni luk narezan na tanke ploške

1 šalica nasjeckanih prženih oraha

metoda

Pomiješajte sve sastojke u posudi i dobro promiješajte. Poslužite odmah.

Uživati!

Ukusna salata od nara

Sastojci:

10 unci konzerviranih mandarina, ocijeđenih

10 unci mladog lišća špinata

10 unci listova rikule

1 šipak oguljen i odvojen od sjemenki

½ crvenog luka sitno nasjeckanog

metoda

Pomiješajte sve sastojke u posudi i dobro promiješajte. Poslužite odmah.

Uživati!

Hrskava salata od jabuka i badema

Sastojci:

Pakiranje od 10 oz miješane zelene salate

½ šalice nasjeckanih badema

½ šalice izmrvljenog feta sira

1 šalica pite od jabuka, nasjeckanih i očišćenih od jezgre

¼ šalice narezanog crvenog luka

¼ šalice zlatnih grožđica

1 šalica vinaigrette preljeva za salatu od malina

metoda

Pomiješajte sve sastojke u posudi i dobro promiješajte. Poslužite odmah.

Uživati!

Užitak od mandarine, gorgonzole i badema

Sastojci:

½ šalice blanširanih narezanih badema, suho prepečenih

1 šalica gorgonzola sira

2 žlice. crni vinski ocat

11 unci mandarina, sok sačuvan

2 žlice. Biljno ulje

Za 12 oz salate od miješanog povrća

metoda

Pomiješajte sve sastojke u posudi i dobro promiješajte. Poslužite odmah.

Uživati!

Tostirana salata od romaine i naranče

Sastojci:

½ šalice soka od naranče

1 velika glavica romaine salate, natrgana, oprana i osušena tapkanjem

3 kutije mandarina

½ šalice nasjeckanih badema

3 žlice maslinovog ulja

2 žlice. crni vinski ocat

½ žličice crnog papra

¼ žličice soli

metoda

Pomiješajte sve sastojke u posudi i dobro promiješajte. Poslužite odmah.

Uživati!

salata koja izaziva ovisnost

Sastojci:

1 šalica majoneze

½ šalice svježe naribanog sira

½ šalice naribane mrkve

¼ šalice svježeg sira - naribanog parmezana

2 žlice. bijeli šećer

Pakiranje od 10 oz Mješavina proljetne salate

½ šalice malih cvjetova cvjetače

½ šalice slanine

metoda

U maloj zdjeli pomiješajte 1/4 šalice parmezana i šećer, majonezu dok se dobro ne sjedine. Pokrijte i stavite u hladnjak preko noći. Pomiješajte zelenu salatu, slaninu, 1/2 šalice mrkve, parmezan i cvjetaču u velikoj zdjeli. Prelijte ohlađenim preljevom neposredno prije posluživanja.

Uživati!

Kelj salata sa narom, suncokretovim sjemenkama i narezanim bademima

Sastojci:

½ kilograma kelja

1 ½ šalice sjemenki nara

5 žlica balzamičnog octa

3 žlice ekstra djevičanskog maslinovog ulja

2 žlice. Sjemenke suncokreta

1/3 šalice narezanih badema

5 žlica rižinog octa s okusom crvene paprike

Posolite po ukusu

metoda

Kelj operite i otresite višak vode. Sjeckajte listove dok ne omekšaju, ali još uvijek budu lisnati. U velikoj zdjeli pomiješajte narezane bademe, nasjeckani kelj, sjemenke nara i suncokreta; pomiješati. Uklonite središnja rebra i peteljke. Pokapajte mješavinu maslinovog ulja, rižinog octa i balzamičnog octa preko smjese kelja i promiješajte. Prije posluživanja posolite.

Uživati!

Salata od nara i fete s limunom dijon vinaigrette

Sastojci:

Pakiranje od 10 oz mješavine zelja za bebe

Pakiranje od 8 oz mrvljenog feta sira

1 limun naribati i iscijediti

1 žličica Dijon senfa

1 šipak oguljen i odvojen od sjemenki

3 žlice crnog vinskog octa

3 žlice ekstra djevičanskog maslinovog ulja

Posolite i popaprite po ukusu

metoda

Stavite salatu, feta sir i sjemenke nara u veliku zdjelu za miješanje. Zatim pomiješajte limunov sok i koricu, ocat, senf, sol, maslinovo ulje i papar u zasebnoj velikoj zdjeli. Smjesu preliti preko salate i premazati. Sada poslužite za kopanje odmah.

Uživati!

Salata od rikule, komorača i naranče

Sastojci:

½ žličice crnog papra

¼ šalice maslinovog ulja

1 vezica rikule

1 velika žlica. Med

1 velika žlica. Sok od limuna

½ žličice soli

2 naranče, oguljene i narezane na ploške

1 glavica luka komorača narezana na tanke ploške

2 žlice. Narezane crne masline

metoda

Pomiješajte sve sastojke u velikoj zdjeli i dobro promiješajte. Poslužite odmah. Uživati!

Salata od avokada, lubenice i špinata

Sastojci:

2 velika avokada, oguljena, bez koštica i narezana na kockice

4 šalice lubenice narezane na kockice

4 šalice listova špinata

1 šalica vinaigrette preljeva za salatu od balzama

metoda

Pomiješajte sve sastojke u velikoj zdjeli i dobro promiješajte. Poslužite hladno.

Uživati!

Salata od avokada, kelja i kvinoje

Sastojci

2/3 šalice kvinoje

1 vezica kelja nasjeckanog

½ avokada, oguljenog i narezanog na kockice

1/3 šalice nasjeckane crvene paprike

½ šalice krastavca, narezanog na male kockice

2 žlice. Nasjeckani crveni luk

1 1/3 šalice vode

1 velika žlica. izmrvljeni feta sir

Za oblačenje

¼ šalice maslinovog ulja 2 žlice. Sok od limuna

1 ½ žlica Dijon senf

¾ žličice morske soli

¼ žličice svježe mljevenog crnog papra

metoda

Dodajte kvinoju i vodu u lonac. Prokuhajmo. Smanjite vatru i kuhajte 15-20 minuta. Staviti sa strane. Kelj kuhajte na pari 45 sekundi. Pomiješajte sve sastojke za začin u posudi. Dodajte kelj, kvinoju i avokado i ostavite da se odmaraju pa prelijte preljevom za salatu.

Uživati!

Salata od tikvica sa posebnim dresingom

Sastojci

6 manjih tikvica tanko narezanih

½ šalice nasjeckane zelene paprike

½ šalice luka, nasjeckanog

½ šalice celera, narezanog na kockice

1 staklenka paprike, ocijeđene i narezane na kockice

2/3 šalice octa

3 žlice bijelog vinskog octa

1/3 šalice biljnog ulja

½ šalice šećera

½ žličice papra

½ žličice soli

metoda

Pomiješajte sve povrće u srednjoj zdjeli i ostavite sa strane. Sve ostale sastojke pomiješajte u staklenku s čvrstim poklopcem. Smjesu snažno protresite i prelijte preko povrća. Povrće pažljivo izmiješajte. Pokrijte i stavite u hladnjak preko noći ili najmanje 8 sati. Poslužite hladno.

Uživati!

Salata od povrća i slanine

Sastojci

3 šalice nasjeckane brokule

3 šalice nasjeckane cvjetače

3 šalice nasjeckanog celera

6 kriški slanine

1 ½ šalice majoneze

¼ šalice parmezana

1 paket smrznutog graška, odmrznutog

1 šalica zaslađenih suhih brusnica

1 šalica španjolskog kikirikija

2 žlice. ribani luk

1 velika žlica. bijeli vinski ocat

1 žličica soli

¼ šalice bijelog šećera

metoda

Slaninu popržite u velikoj dubljoj tavi dok lijepo ne porumeni. Stavite na tanjur i izmrvite. U veliku zdjelu pomiješajte brokulu, cvjetaču, grašak, borovnice i celer. U drugoj zdjeli pomiješajte sir, majonezu, luk, šećer, ocat i sol. Smjesu prelijte preko povrća. Dodajte orahe i pancetu i dobro promiješajte. Poslužite odmah ili hladno.

Uživati!

Hrskava salata od krastavaca

Sastojci

2 četvrtine manjeg krastavca, narezanog s korom

2 glavice crvenog luka sitno narezane

1 šalica octa

1 ¼ šalice šećera

1 velika žlica. Sol

metoda

Pomiješajte luk, krastavac i sol u zdjeli i ostavite da se namače 3 sata. Uzmite tavu, dodajte ocat i zagrijte. Dodajte šećer i neprestano miješajte dok se šećer ne otopi. Izvadite krastavac iz smjese za namakanje i ocijedite višak tekućine. Dodajte krastavac u smjesu octa i promiješajte. Stavite smjesu u plastičnu vrećicu ili posudu za zamrzavanje. Zamrzni ga. Ostavite da se ohladi i poslužite hladno.

Uživati!

Šarena salata od povrća i sira

Sastojci

1/3 šalice crvene ili zelene paprike, narezane na kockice

1 šalica celera, narezanog na kockice

1 paket smrznutog graška

3 slatka kisela krastavca nasjeckana

6 salata

2/3 šalice majoneze šalice cheddar sira, narezanog na kockice

svježe mljeveni papar

Posolite po ukusu

metoda

Uzmimo veliku zdjelu. Pomiješajte majonezu, papar i sol. U smjesu dodajte crvenu ili zelenu papriku, kisele krastavce, celer i grašak. Sve sastojke dobro promiješajte. U smjesu dodajte sir. Ostavite da se ohladi 1 sat. Na tanjur za salatu posložite listove zelene salate i smjesu naslagajte na listove.

Uživati!

kremasta salata od krastavaca

Sastojci

9 šalica krastavaca, oguljenih i tanko narezanih,

8 glavica mladog luka, sitno nasjeckanog

¼ žličice luka soli

¼ žličice soli češnjaka

½ šalice jogurta

½ šalice nemasne majoneze

¼ žličice papra

2 kapi umaka od ljutih papričica

¼ šalice kuhanog mlijeka

¼ šalice jabučnog octa

¼ šalice) šećera

metoda

Uzmimo veliku zdjelu. U zdjelu stavite krastavac, mladi luk, sol od luka, sol od češnjaka i jogurt te dobro promiješajte. Pomiješajte majonezu, papar, umak od papra, mlijeko, ocat, šećer i izradite jednoličnu smjesu. Preljevom premažite smjesu krastavaca. Dobro izmiješajte da se svo povrće oblije preljevom. Stavite salatu u hladnjak na 4 sata. Poslužite hladno.

Uživati!

Salata od slanine i brokule

Sastojci

1 glavica brokule nasjeckane

10 kriški slanine

¼ šalice nasjeckanog crvenog luka

½ šalice grožđica

3 žlice bijelog vinskog octa

1 šalica majoneze

1 šalica suncokretovih sjemenki

2 žlice. bijeli šećer

metoda

Uzmite veliku tepsiju. Špek ravnomjerno popržite. Zdrobite i ostavite sa strane. Stavite brokulu, grožđice i luk u zdjelu i promiješajte smjesu. Uzmite malu zdjelu i pomiješajte majonezu, ocat i šećer. Prebacite u smjesu s brokulom i promiješajte. Stavite u hladnjak na dva sata. Prije posluživanja dodajte slaninu i suncokretove sjemenke.

Uživati!

Kukuruzni kruh i salata od povrća

Sastojci

1 šalica kukuruznog kruha, izmrvljenog

1 limenka kukuruza u cijelom zrnu, ocijeđenog

½ šalice nasjeckanog luka

½ šalice nasjeckanog krastavca

½ šalice nasjeckane brokule

½ šalice zelene paprike i slatke crvene paprike, sitno nasjeckane

½ šalice nasjeckane rajčice bez sjemenki

½ šalice papra

ranč preljev za salatu

Posolite i popaprite po ukusu

Listovi salate

metoda

Uzmimo veliku zdjelu. Dodajte kukuruzni kruh i povrće. Promiješajte smjesu. Preko smjese pospite preljev za salatu. Posoliti i popapriti po ukusu. Baci ga natrag. Pokrijte smjesu i stavite u hladnjak na najmanje 4 sata. Salatu stavite na listove zelene salate i poslužite.

Uživati!

Salata od graha i povrća

Sastojci

2 konzerve kukuruza u cijelom zrnu, ocijeđenog

1 konzerva crnog graha, ispranog i ocijeđenog

8 glavica mladog luka, sitno nasjeckanog

2 jalapeño paprike, očišćene od sjemenki i nasjeckane

1 zelena paprika, tanko narezana

1 avokado, oguljen i narezan na kockice

1 staklenka paprike

3 rajčice, narezane na ploške

1/2 šalice talijanskog preljeva za salatu

1/2 žličice soli češnjaka

1 šalica nasjeckanog cilantra

Sok od 1 limete

metoda

Pomiješajte crni grah i kukuruz u velikoj zdjeli. Dodajte mladi luk, paprike, jalapenos, paprike, avokado i rajčice i promiješajte da se sjedine. U smjesu dodajte cilantro, limunov sok i talijanski preljev. Dodajte češnjak sol za začin. dobro promiješajte. Poslužite hladno.

Uživati!

Salata od kukuruza i maslina

Sastojci

1 paket smrznutog kukuruza

3 tvrdo kuhana jaja

½ šalice majoneze

1/3 šalice maslina punjenih pimentom

2 žlice. Vlasac nasjeckan

½ žličice čilija u prahu

¼ žličice mljevenog kumina

1/8 žličice soli

metoda

Pomiješajte kukuruz, narezano jaje i masline u velikoj zdjeli. Pomiješajte majonezu i ostale sastojke za začine u srednjoj zdjeli. U smjesu od kukuruza dodajte majonezu. Dobro izmiješajte da se sve povrće i kukuruz prekriju majonezom. Poklopiti zdjelu. Stavite u hladnjak na 2 sata. Poslužite hladno.

Uživati!

salata od kukuruza

Sastojci

6 škembića oguljenih, opranih i ocijeđenih

3 velike rajčice

1 glavica crvenog luka, sitno narezana

¼ šalice nasjeckanog bosiljka

2 žlice. bijeli ocat

¼ šalice maslinovog ulja

Posolite i popaprite po ukusu

metoda

Skuhajte tripice u kipućoj vodi, procijedite i ostavite da se ohlade. Izrežite sjemenke s klasova. Uzmimo veliku zdjelu za salatu. Pomiješajte kukuruz, bosiljak, luk, rajčicu, ocat, sol, papar i ulje. dobro promiješajte. Poslužite hladno.

Uživati!

Svježa mađarska salata

Sastojci

1 paket smrznutog miješanog povrća, odmrznutog

1 šalica cvjetače

1/2 šalice narezanog mladog luka

1/2 šalice narezanih maslina punjenih pimentom

1/4 šalice uljane repice

3 žlice bijelog octa

1/4 žličice papra

1 žličica soli češnjaka

metoda

Pomiješajte smrznuto povrće, cvjetaču, luk i masline u velikoj zdjeli.

Pomiješajte ulje, češnjak, sol, ocat i papar. Prelijte preljev za salatu preko mješavine povrća. dobro promiješajte Ostavite u hladnjaku 2 sata prije posluživanja. Poslužite u lijepoj zdjelici.

Uživati!

Savršena mješavina rajčice, krastavaca i luka.

Sastojci

2 velika krastavca, prepolovljena i izrezana im jezgra

1/3 šalice crvenog vinskog octa

1 velika žlica. bijeli šećer

1 žličica soli

3 velike rajčice, nasjeckane

2/3 šalice crvenog luka, grubo nasjeckanog

metoda

Pomiješajte sve sastojke i ostavite u hladnjaku preko noći. Poslužite hladno.

Uživati!

klasična salata od krastavaca

Sastojci

2 velika krastavca, oguljena i narezana na ploške

1 veliki slatki luk, narezan na ploške

2 žličice soli

¼ šalice nasjeckane mrkve

1/3 šalice octa

1 žličica mljevenog đumbira

5 žličica bijelog šećera

¼ žličice krupnog crnog papra

metoda

Pomiješajte sve sastojke i marinirajte krastavac u hladnjaku preko noći.

Poslužite hladno.

Uživati!

Salata od rajčica s posipom od višanja

Sastojci

4 šalice cherry rajčica, prepolovljenih

¼ šalice biljnog ulja

3 žlice jabučnog octa

1 žličica suhe

1 žličica sušenog bosiljka

1 žličica sušenog origana

½ žličice soli

1 žličica bijelog šećera

metoda

Sve sastojke pomiješati u posudi i ostaviti sa strane da rajčice malo omekšaju. Dobro promiješajte i odmah poslužite.

Uživati!

salata od šparoga

Sastojci

1 ½ funte šparoga, obrezanih i narezanih na komade od 2 inča

1 velika žlica. Rižin ocat

1 žličica crvenog vinskog octa

1 žličica soja umaka

1 žličica bijelog šećera

1 žličica Dijon senfa

2 žlice. Ulje od kikirikija

1 velika žlica. sezamovo ulje

1 velika žlica. sezam

metoda

Stavite rižin ocat, sojin umak, ocat od crvenog vina, šećer i senf u poklopljenu staklenku i dobro promiješajte. Dodajte ulje od kikirikija i sezamovo ulje polako, neprestano miješajući dok ne postane glatko. Staviti sa strane. Šparoge skuhajte u kipućoj vodi i ocijedite. Stavite šparoge u veliku zdjelu. Poškropimo ih preljevom za salatu. Pospite sjemenke sezama i promiješajte. Poslužite odmah.

Uživati!

Salata od tjestenine od crnog graška

Sastojci

6 unci male tjestenine od školjki kuhane i ocijeđene

1 konzerva crnog graška, isprati i ocijediti

1 šalica narezanog mladog luka

¾ šalice krastavca, oguljenog i narezanog na kockice

¾ šalice rajčice narezane na kockice

¾ šalice zelene paprike narezane na kockice

1 mala jalapeño papričica, nasjeckana

Za preljev:

3 žlice repičinog ulja

¼ šalice crvenog vinskog octa

1 žličica sušenog bosiljka

1 žličica ljutog umaka

1 žličica čilija u prahu

1 žličica šećera

½ žličice začinjene soli

metoda

Pomiješajte tjesteninu, grašak, zeleni luk, krastavac, rajčicu, zelenu papriku i jalapeño papriku u zdjeli. Preljev pomiješajte i posolite. Dresing prelijte preko mješavine povrća. dobro promiješajte. Poslužite hladno.

Uživati!

Salata od špinata i cikle

Sastojci

½ funte mladog špinata, opranog i osušenog

1 šalica krupno nasjeckanih oraha

2 ½ žlice bijeli šećer

1/3 konzerve ukiseljene cikle

¼ šalice jabučnog octa

½ žličice češnjaka u prahu

1 čajna žličica granula od pileće juhe

4 unce kozjeg sira, naribanog

½ žličice crnog papra

½ žličice soli

¼ šalice biljnog ulja

metoda

Karamelizirajte orahe u tavi, zagrijte ih zajedno s malo šećera na jakoj vatri. U sjeckalici izmiksajte ciklu s jabučnim octom, češnjakom u prahu, zrncima juhe, soli, preostalim šećerom i paprom. Dodajte ulje i ponovno miješajte dok ne postane glatko. Pomiješajte zašećerene orahe pecans i špinat i pokapajte preljevom. Pospite sirom i odmah poslužite.

Uživati!

Krompir salata s balzamičnim octom

Sastojci

10 crvenih krumpira skuhanih i narezanih na kockice

1 glavica crvenog luka, sitno narezana

1 kutija srca artičoka narezanih na četvrtine

½ šalice crvene paprike, pečene i narezane na kockice

1 kutija crnih maslina

½ šalice balzamičnog octa

1 žličica sušenog origana

1 žličica sušenog bosiljka

½ žličice senfa u prahu

3 žličice maslinovog ulja

2 žlice. Svježi peršin

metoda

Stavite sve sastojke u zdjelu i dobro promiješajte da se svi sastojci obliju octom. Stavite u hladnjak na 2-4 sata. Poslužite hladno.

Uživati!

Marinirana salata od paradajza

Sastojci

3 rajčice

2 žlice. Nasjeckani luk

1 velika žlica. svježi bosiljak

1 velika žlica. Svježi peršin

½ režnja češnjaka

1/3 šalice maslinovog ulja

1/4 šalice crvenog vinskog octa

1/4 žličice papra

Posolite po ukusu

metoda

Uzmite lijepi veliki tanjur i na njega stavite rajčice. Uzmite poklopljenu staklenku i dodajte ocat, maslinovo ulje, bosiljak, peršin, mljeveni češnjak i papar te snažno protresite da se svi sastojci dobro sjedine. Začinite smjesu prstohvatom soli ili po ukusu. Smjesu prelijte preko rajčica. Dobro pokrijte i stavite u hladnjak preko noći ili najmanje 4 sata. Poslužite hladno.

Uživati!

Slana salata od brokule

Sastojci

1 ½ kg svježe brokule narezane na cvjetiće

3 češnja češnjaka

2 žlice. Sok od limuna

2 žlice. Rižin ocat

½ žličice Dijon senfa

Crvena paprika u listićima po ukusu

1/3 šalice maslinovog ulja

Sol i svježe mljeveni crni papar po ukusu

metoda

Dodajte malo vode u tavu i dodajte malo soli. Prokuhajte i dodajte cvjetove. Kuhajte oko 5 minuta i procijedite. U manju posudu dodajte češnjak, ocat, limunov sok, senf, ulje i ljuskice crvene paprike i dobro promiješajte.

Posolite i popaprite. Prelijte preko brokule i dobro promiješajte. Ostavite na sobnoj temperaturi 10 minuta, a zatim stavite u hladnjak na 1 sat. Poslužite hladno.

Uživati!

Kukuruzna salata s talijanskim preljevom

Sastojci

1 kutija kukuruza od cjelovitog zrna

1 šalica svježih rajčica, nasjeckanih

1 šalica krastavaca, oguljenih i nasjeckanih

½ šalice nasjeckanog celera

½ šalice slatke zelene ili crvene paprike

2 zelena luka

½ šalice talijanskog preljeva za salatu

metoda

Stavite kukuruz u zdjelu i dodajte jedno po jedno povrće. dobro promiješajte. Ulijte talijanski preljev za salatu u boci i ponovno promiješajte. Pokrijte i stavite u hladnjak na nekoliko sati. Poslužite hladno.

Uživati!

Salata od šparoga i paprike

Sastojci

1 ½ svježe šparoge odrežite krajeve i narežite na male komadiće

2 žute paprike babure, očišćene od sjemenki i narezane na ploške

¼ šalice prženih kriški badema

1 ljubičasti luk

3 žlice Dijon senfa ¼ šalice maslinovog ulja ½ šalice parmezana 3 režnja mljevenog češnjaka

2 žličice soka od limete 2 žličice. šećera 1 žličica. ljuti umak salata mješavina začina po ukusu

metoda

Uzmite lim za pečenje i stavite šparoge i papriku u jedan sloj. Povrće prelijte maslinovim uljem. Stavite pećnicu na 400 F ili 200 C i zagrijte pećnicu.

Stavite na pleh obložen papirom za pečenje i pecite 8-10 minuta. Povrće okrenite povremeno. Ohladite i prebacite povrće u veliku zdjelu. Dodajte sir, luk i pržene bademe. Pomiješajte preostalo maslinovo ulje, suhi senf, šećer, ljuti umak, limunov sok i preljev za salatu. Pospite povrćem i promiješajte. Poslužite odmah.

Uživati!

salata od rajčice i bosiljka

Sastojci

3 šalice kuhane riže

1 krastavac, očišćen od sjemenki i narezan na kockice

1 ljubičasti luk

2 rajčice

2 žlice. Maslinovo ulje

2 žlice. limunov ocat

1 žličica svježeg bosiljka

¼ žličice papra

½ žličice soli

metoda

Uzmite veliku zdjelu, dodajte rižu, krastavac, luk i rajčicu i promiješajte. U poklopljenoj posudi pomiješajte maslinovo ulje, jabučni ocat i bosiljak i dobro promiješajte. Posoliti i popapriti po ukusu. Pospite po smjesi riže i dobro promiješajte. Ostavite u hladnjaku nekoliko sati prije posluživanja.

Uživati!

šarena vrtna salata

Sastojci

5 žlica crvenog vinskog octa

3 žlice ulja sjemenki grožđa

1/3 šalice nasjeckanog svježeg cilantra

2 limuna

1 žličica bijelog šećera 2 češnja mljevenog češnjaka

1 paket smrznutih oljuštenih zelenih zrna soje

1 konzerva crnog graha

3 šalice smrznutih zrna kukuruza

1 litra cherry rajčice narezane na četvrtine

4 zelena luka, tanko narezana

¾ žličice soli

metoda

Umutite ocat, ulje, limunov sok, cilantro, češnjak, šećer i sol u pokrivenoj zdjeli ili velikoj zdjeli dok ne postane glatko. Staviti sa strane. Skuhajte soju dok vrlo ne omekša. Kuhajte kukuruz 1 minutu. Soju i kukuruz ocijedite od vode i prebacite u veliku zdjelu. Dodajte preljev. Pažljivo promiješajte. Dodajte rajčice i luk u smjesu i promiješajte. Pokrijte smjesu. Stavite u hladnjak na 2-4 sata. Poslužite hladno.

Uživati!

Salata od gljiva

Sastojci

1 funta svježih gljiva

1 luk sitno narezati i narezati na kolutove

Šaka sitno nasjeckane slatke crvene paprike

2/3 šalice octa od estragona

½ šalice uljane repice

1 velika žlica. Šećer

1 češanj mljevenog češnjaka

Malo umaka od ljutih papričica

1 ½ žličica Sol

2 žlice. Voda

metoda

Sve povrće i ostale sastojke stavite u veliku zdjelu, osim crvene paprike, gljiva i luka. Dobro ih izmiješajte. Dodajte gljive i luk u smjesu i lagano miješajte dok se svi sastojci ne izjednače. Pokrijte zdjelu i ostavite u hladnjaku preko noći ili 8 sati. Prije posluživanja salatu pospite crvenom paprikom.

Uživati!

Salata od kvinoje, mente i paradajza

Sastojci

1 ¼ šalice kvinoje 1/3 šalice grožđica 2 rajčice 1 nasjeckani luk

10 rotkvica ½ krastavac, 1/2, narezan na kockice

2 žlice. Lagano prepečeni narezani bademi

¼ šalice mljevene svježe mente

2 žlice. sitno nasjeckanog svježeg peršina

1 čajna žličica mljevenog kima ¼ šalice soka limete 2 žlice. Sezamovo ulje 2 ½ šalice vode Sol po ukusu

metoda

Uzmite tavu i dodajte vodu i prstohvat soli. Zakuhajte i dodajte kvinoju i grožđice. Poklopite i pirjajte 12-15 minuta. Maknite s vatre i ostavite da se ohladi. Kvinoju ocijedite i prebacite u zdjelu. U srednjoj zdjeli pomiješajte luk, rotkvicu, krastavac, bademe i rajčice. Pažljivo promiješajte. Dodajte kvinoju. Začinite začinima, uljem i začinskim biljem. Posoliti po ukusu. Stavite u hladnjak na 2 sata. Poslužite hladno.

Uživati!

Recept za salatu od kiselog kupusa

Sastojci

1 kutija kiselog kupusa opranog i dobro ocijeđenog

1 šalica naribane mrkve

1 šalica sitno nasjeckane zelene paprike

1 staklenka paprike narezane na kockice i ocijeđene

1 šalica sitno nasjeckanog celera

1 šalica nasjeckanog luka

¾ šalice šećera

½ šalice uljane repice

metoda

Pomiješajte sve sastojke u velikoj zdjeli i dobro promiješajte. Pokrijte zdjelu poklopcem i stavite u hladnjak preko noći ili 8 sati. Poslužite hladno.

Uživati!

Brza salata od krastavaca

Sastojci

4 rajčice, izrezane na 8 kriški

2 velika krastavca, oguljena i tanko narezana

¼ šalice nasjeckanog svježeg cilantra

1 veliki crveni luk, sitno narezan

1 svježa limeta, ocijeđena

Posolite po ukusu

metoda

Stavite narezani krastavac, rajčicu, crveni luk i cilantro u veliku zdjelu i dobro promiješajte. Dodajte sok od limete u smjesu i lagano promiješajte da se sve povrće prekrije sokom od limete. Smjesu posolite. Poslužite odmah ili nakon hlađenja.

Uživati!

Kriške rajčice s kremastim preljevom

Sastojci

1 šalica majoneze

½ šalice pola-pola vrhnja

6 rajčica, narezanih na ploške

1 glavica crvenog luka sitno narezana na kolutove

¾ žličice sušenog bosiljka

Nekoliko listova zelene salate

metoda

Sjediniti majonezu i vrhnje pola-pola i dobro promiješati. Dodajte polovicu bosiljka. Pokrijte smjesu i ohladite. Uzmite tanjur i obložite ga listovima salate. Posložite kriške rajčice i kolutove luka. Hladnim preljevom prelijte salatu. Zatim po vrhu pospite ostatak bosiljka. Poslužite odmah.

Uživati!

Salata od cikle

Sastojci

4 vezice svježe cikle bez peteljki

2 glavice belgijske endivije

2 žlice. Maslinovo ulje

1 funta mješavine proljetne salate

1 velika žlica. Sok od limuna

2 žlice. bijeli vinski ocat

1 velika žlica. Med

2 žlice. Dijon senf

1 žličica suhe majčine dušice

½ šalice biljnog ulja

1 šalica izmrvljenog feta sira

Posolite i popaprite po ukusu

metoda

Ciklu lagano premažite biljnim uljem. Pecite cca. 45 minuta u pećnici zagrijanoj na 450 F ili 230 C. Ciklu ogulite i narežite na sitne kockice. Pomiješajte limunov sok, senf, med, ocat i majčinu dušicu u blenderu i procedite. Postupno dodajte maslinovo ulje dok blender radi. Posoliti i popapriti po ukusu. Proljetnu salatu stavite u zdjelu za salatu, prelijte dovoljnom količinom dressinga i dobro promiješajte. Stavite endiviju na tanjur. Nagomilajte zelenu salatu. Na to stavite kockice mrkve i feta sir.

Uživati!

Salata od piletine i špinata

Sastojci

5 šalica kuhane i na kockice narezane piletine

2 šalice zelenog grožđa, prepolovljeno

1 šalica snježnog graška

2 šalice nasjeckanog špinata, pakirano

2 ½ šalice tanko narezanog celera

7 Oz. kuhana spiralna tjestenina ili laktasti makaroni

1 staklenka ukiseljenih srca artičoka

½ krastavca

3 zelena luka narezana na vrhove

Veliki list špinata, po želji

Kriške naranče, po želji

Za preljev:

½ šalice uljane repice

¼ šalice) šećera

2 žlice. bijeli vinski ocat

1 žličica soli

½ žličice osušenog nasjeckanog luka

1 žličica soka od limuna

2 žlice. nasjeckani svježi peršin

metoda

Pomiješajte piletinu, grašak, špinat, grožđe, celer, srca artičoke, krastavac, zeleni luk i kuhanu tjesteninu u velikoj zdjeli i promiješajte. Pokrijte i stavite u hladnjak na nekoliko sati. Ostatak sastojaka pomiješajte u posebnoj zdjeli, pa stavite u hladnjak u zatvorenoj posudi. Preljev napravite neposredno prije posluživanja salate tako što ćete sve sastojke pomiješati i dobro promiješati. Pomiješajte sastojke, dobro promiješajte i odmah poslužite.

Uživati!

Njemačka salata od krastavaca

Sastojci

2 velika njemačka krastavca, tanko narezana

½ narezanog luka

1 žličica soli

½ šalice kiselog vrhnja

2 žlice. bijeli šećer

2 žlice. bijeli ocat

1 žličica sušenog kopra

1 žličica suhog peršina

1 čajna žličica Paprika metoda

Na tanjur posložite kolutiće krastavaca i luka. Povrće posolite i ostavite sa strane najmanje 30 minuta. Nakon mariniranja, iz krastavaca ocijedite višak soka. U zdjeli pomiješajte kiselo vrhnje, ocat, kopar, peršin i ocat šećer, kopar i peršin. Prelijte ovim preljevom kriške krastavca i luka. Stavite u hladnjak preko noći ili najmanje 8 sati. Neposredno prije posluživanja salatu pospite paprikom.

Uživati!

Šarena salata od citrusa s jedinstvenim preljevom

Sastojci

1 limenka mandarine ¼ šalice sitno nasjeckanog svježeg peršina

Salata od listova, po želji

½ oguljenog i narezanog grejpa

½ manjeg krastavca

1 manja rajčica, narezana na ploške

½ manjeg crvenog luka

½ žličice smeđeg šećera

3 žlice francuskog ili talijanskog preljeva za salatu

1 žličica soka od limuna

1 prstohvat sušenog estragona

1 žličica sušenog bosiljka

¼ žličice papra

metoda

Stavite naranče u malu zdjelu nakon što ih ocijedite i ostavite sa strane.

Sačuvajte sok. Uzmite malu zdjelu i dodajte peršin, bosiljak, estragon, preljev za salatu, sok od limuna, sok od naranče, smeđi šećer i papar.

Miješajte smjesu dok ne postane glatka. Posložite listove salate na tanjur.

Posložite voće pojedinačno. Dresing prelijte preko voća i poslužite.

Uživati!

Salata od krumpira, mrkve i cikle

Sastojci

2 cikle, kuhane i narezane

4 manja krumpira skuhana i narezana na kockice

2 manje mrkve skuhati i narezati

3 zelena luka, nasjeckana

3 manja kisela krastavca, narezana na kockice

¼ šalice biljnog ulja

2 žlice. pjenušavi ocat

Posolite po ukusu

metoda

Sve sastojke sjediniti i dobro promiješati da se okusi sjedine. Ohladite nekoliko sati i poslužite hladno.

Uživati!

www.ingramcontent.com/pod-product-compliance
Lightning Source LLC
Chambersburg PA
CBHW071429080526
44587CB00014B/1774